DÉPARTEMENT DE LA SEINE-INFÉRIEURE

ASILE PUBLIC D'ALIÉNÉES DE SAINT-YON

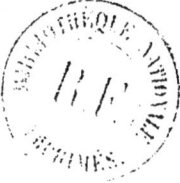

RAPPORT MÉDICAL

Pour l'année 1896

ROUEN

DE L'IMPRIMERIE E. CAGNIARD, LÉON GY, SUCCESSEUR,

Rues Jeanne-Darc, 88, et des Basnage, 5

1897

DÉPARTEMENT DE LA SEINE-INFÉRIEURE

ASILE PUBLIC D'ALIÉNÉES DE SAINT-YON

RAPPORT MÉDICAL

Pour l'année 1896

ROUEN

De l'Imprimerie E. CAGNIARD, Léon GY, successeur,

Rues Jeanne-Darc, 88, et des Basnage, 5

1897

ASILE PUBLIC D'ALIÉNÉES DE SAINT-YON

RAPPORT MÉDICAL

POUR L'ANNÉE 1896

MOUVEMENT DE LA POPULATION

Le mouvement de la population est résumé dans un tableau présentant la situation au 1er janvier, l'ensemble des admissions, des sorties et des décès, et indiquant la population au 31 décembre.

Population de l'asile au 1er janvier 1896	1.128
Admises pour la première fois dans un asile	194
Réintégrées par suite de rechute ou de sortie avant guérison	62
Transférées d'un autre asile	5
Total des admissions	261
Sorties par guérison	44
— amélioration	50
— transfèrement dans un autre asile	5
— autres causes	23
Total des sorties	122
Décédées par maladie	113
— accident	1
Total des sorties et des décès	236
Population au 31 décembre 1896	1.153

Le nombre des malades s'est accru de 25 unités du 1ᵉʳ janvier au 31 décembre 1896. Le total des journées de traitement a été de 420,261, chiffre qui n'avait jamais été atteint antérieurement, et dans lequel ne sont pas comprises 2,817 journées de malades absentes par congé. La population moyenne des malades traitées a été de 1,151, alors que la population moyenne des malades n'était que de 1,133 en 1895 et de 1,123 en 1894.

Les admissions et les sorties ont été, en 1896, sensiblement au-dessus de la moyenne des dix années précédentes; les décès se rapprochent beaucoup de la moyenne des dix années-antérieures.

	Moyenne des dix années antérieures.	Année 1896.
Admisssions	- 220	261
Sorties	97	122
Décès	113	114

Le nombre des admissions n'avait pas encore atteint le chiffre constaté en 1896.

ADMISSIONS

Nous avons, comme les années précédentes, suivi pour établir le relevé des admissions, la classification du Congrès international de 1889.

Les malades admises en 1896 se répartissent de la manière suivante :

	Admises pour la première fois dans un asile.	Admises par réintégration.	Admises par transfèrement d'un autre asile.	TOTAUX
Manie	29	16	»	45
Mélancolie	53	14	2	60
Folie périodique	»	9	»	9
Folie systématisée	30	10	1	41
Démence vésanique	1	3	»	4
Démence sénile et organique	21	»	»	21
Folie paralytique	17	»	»	17
Folie névrosique { hypochondrie	1	1	»	2
Folie névrosique { hystérie	5	6	»	11
Folie névrosique { épilepsie	12	2	»	14
Folie toxique (alcoolique)	5	»	»	5
Folie morale	1	»	»	1
Idiotie et imbécillité	19	1	2	22
Totaux	194	62	5	261

Les admissions se répartissent ainsi dans les divers mois de l'année.

NATURE DES AFFECTIONS	Janvier	Février	Mars	Avril	Mai	Juin	Juillet	Août	Septembre	Octobre	Novembre	Décembre	TOTAUX
Manie.	5	5	3	4	4	3	7	3	3	2	2	4	45
Mélancolie.	6	7	8	8	7	9	4	1	10	1	3	5	69
Folie périodique	»	»	1	»	»	2	1	2	1	2	»	»	9
Folie systématisée	6	3	3	6	2	2	2	5	3	4	2	3	41
Démence vésanique	1	1	»	»	1	»	»	»	»	»	1	»	4
Démence sénile et organique. . .	2	1	1	2	2	5	2	2	2	»	»	2	21
Folie paralytique	1	2	3	1	»	2	2	1	»	3	»	2	17
Folie névrosique. ⎰ Hypochondrie	»	»	»	»	1	1	»	»	»	»	»	»	2
⎱ Hystérie. . .	1	3	1	»	1	1	»	2	1	»	1	»	11
Épilepsie . .	3	»	»	1	»	2	2	1	1	2	1	1	14
Folie toxique (alcoolique)	»	1	»	»	»	3	»	»	»	1	»	»	5
Folie morale.	»	»	1	»	»	»	»	»	»	»	»	»	1
Idiotie et imbécillité	3	2	1	5	2	3	»	1	2	2	»	1	22
Non aliénées	»	»	»	»	»	»	»	»	»	»	»	»	»
Totaux.	28	25	22	27	20	33	20	18	23	17	10	18	261

Le nombre des admissions a été relativement considérable pendant les premiers mois de l'année, et s'est ralenti dans le second semestre. Le nombre des admissions a été de 155 pour le premier semestre, et 106 seulement pour le second.

Le groupement par trimestre donne :

1er trimestre. . . . . 75 admissions.
2o — . . . . 80 —
3o — . . . . 61 —
4o — . . . . 45 —

Nous observons d'habitude moins d'écart d'un semestre à un autre.

Nous divisons, comme dans nos rapports précédents, les malades entrantes en trois catégories :

1o Admises pour la première fois dans un asile ;

2o Réintégrées par suite de rechutes ou sorties avant guérison ;

3o Admises par transférement d'un autre asile.

Admises pour la première fois dans un asile.

Les admissions de cette catégorie sont, pour l'année 1896, au nombre de 194 et se répartissent ainsi dans les divers mois de l'année :

NATURE DES AFFECTIONS	Janvier	Février	Mars	Avril	Mai	Juin	Juillet	Août	Septembre	Octobre	Novembre	Décembre	TOTAUX
Manie.	3	2	3	3	1	2	6	2	2	2	1	2	29
Mélancolie.	3	7	7	7	6	7	2	1	7	»	2	4	53
Folie périodique.	»	»	»	»	»	»	»	»	»	»	»	»	»
Folie systématisée.	5	3	2	5	2	1	2	4	»	2	2	2	30
Démence vésanique	»	»	»	»	»	»	»	»	»	»	1	»	1
Démence sénile et organique	2	1	1	2	2	5	2	2	2	»	»	2	21
Folie paralytique	1	2	3	1	»	2	2	1	»	3	»	2	17
Folie névrosique. { Hypochondrie	»	»	»	»	1	»	»	»	»	»	»	»	1
Hystérie. . .	»	»	»	»	1	1	»	2	1	»	»	»	5
Epilepsie. . .	3	»	»	1	»	1	2	»	1	2	1	1	12
Folie toxique (alcoolique). . . .	»	1	»	»	»	3	»	»	»	1	»	»	5
Folie morale	»	»	1	»	»	»	»	»	»	»	»	»	1
Idiotie et imbécillité	3	2	1	5	2	2	»	1	2	1	»	»	19
Non aliénées	»	»	»	»	»	»	»	»	»	»	»	»	»
Totaux	20	18	18	24	15	24	16	13	15	11	7	13	194

Comme d'usage à Saint-Yon, la mélancolie, par ordre de fréquence, vient en première ligne. Viennent ensuite la folie systématisée et la manie. Les malades atteintes de paralysie générale ont été au nombre de 16, ce qui représente la moyenne des années précédentes. Les 5 malades atteintes de folie toxique étaient des alcooliques.

Au point de vue de l'âge des malades admises pour la première fois dans un asile nous trouvons la répartition suivante :

AGES DES MALADES ADMISES POUR LA PREMIÈRE FOIS DANS UN ASILE	Manie	Mélancolie	Folie périodique	Folie systématisée	Démence vésanique	Démence sénile et organiq.	Folie paralytique	Folie névrosique			Folie toxique	Folie morale	Idiotie et imbécillité	Non aliénées	TOTAUX
								Hypochondrie	Hystérie	Epilepsie					
Moins de 15 ans	1	»	»	»	»	»	»	»	»	2	»	»	6	»	9
De 15 à 20 ans.	1	2	»	»	»	»	»	»	2	2	»	1	6	»	14
De 20 à 25 ans.	3	2	»	»	»	»	»	»	2	1	»	»	2	»	10
De 25 à 30 ans.	7	6	»	2	»	»	1	»	1	1	1	»	2	»	21
De 30 à 35 ans, ...	3	10	»	6	1	»	2	»	»	1	2	»	»	»	25
De 35 à 40 ans.	4	9	»	3	»	1	7	»	»	2	»	»	1	»	27
De 40 à 45 ans.	2	5	»	5	»	2	4	»	»	2	1	»	1	»	22
De 45 à 50 ans.	3	8	»	6	»	1	3	»	»	1	»	»	1	»	23
De 50 à 55 ans.	3	5	»	3	»	1	»	»	»	»	»	»	»	»	12
De 55 à 60 ans.	2	2	»	2	»	2	»	1	»	»	»	»	»	»	9
De 60 à 65 ans.	»	3	»	2	»	5	»	»	»	»	»	»	»	»	10
De 65 à 70 ans.	»	1	»	1	»	2	»	»	»	1	»	»	»	»	5
De 70 à 75 ans.	»	»	»	»	»	4	»	»	»	»	»	»	»	»	4
De 75 à 80 ans	»	»	»	»	»	3	»	»	»	»	»	»	»	»	3
Au-dessus de 80 ans . .	»	»	»	»	»	»	»	»	»	»	»	»	»	»	»
Totaux	29	53	»	30	1	21	17	1	5	12	5	1	19	»	194

Au point de vue de l'état-civil, les malades admises pour la première fois dans un asile se répartissent ainsi :

	Célibataires	Mariées	Veuves	Divorcées	TOTAUX
Manie.	12	15	2	»	29
Mélancolie	17	29	7	»	53
Folie périodique	»	»	»	»	»
Folie systématisée	12	12	5	1	30
Démence vésanique	»	1	»	»	1
Démence sénile et organique	5	6	10	»	21
Folie paralytique.	4	13	»	»	17
Folie névrosique { Hypochondrie	»	»	1	»	1
Hystérie	4	1	»	»	5
Epilepsie	6	5	1	»	12
Folie toxique (alcoolique)	1	3	1	»	5
Folie morale	1	»	»	»	1
Idiotie et imbécillité	19	»	»	»	19
TOTAUX.	81	85	27	1	194

ETIOLOGIE

Au point de vue étiologique, les renseignements que l'on peut obtenir sur l'hérédité des malades sont toujours des plus incomplets quand ils ne manquent pas complètement. Nous ne pouvons citer d'une façon certaine ces renseignements que pour 37 malades. Ces résultats sont consignés dans le tableau suivant et le nombre restreint de ces cas ne permet pas d'en tirer des conclusions importantes.

		UNIQUE		MULTIPLE			
		Directe	Collatérale	Directe	Directe et collatérale	Collatérale	TOTAUX
Causes prédisposantes	Hérédité · Alcoolique	3	1	1	1	»	6
	Congestive	2	»	»	»	»	2
	Dégénérative	1	8	1	1	3	14
	Névropathique.	3	5	1	»	»	9
	Vésanique.	1	4	»	»	»	5
	Alcoolique et névropathique	»	»	1	»	»	1
	Totaux	10	18	4	2	3	37
	Affection mentale antérieure.						16
	Illégitimité						1
	Nervosisme						16

Quant aux antécédents personnels des malades, sur les 194 entrantes, nous constatons que l'alcoolisme a été noté 27 fois comme cause déterminante, soit environ dans 1/7 des cas. Parmi les causes physiques, le second rang comme fréquence appartient à la parturition.

Comme toutes les années, nous devons indiquer qu'un nombre relativement considérable de malades atteintes d'affaiblissement sénile simple auraient peut-être pu aussi bien trouver leur place dans un hospice que dans un asile.

Sous la rubrique *Causes morales* nous avons indiqué un certain nombre de faits dont la proportion n'offre pas de différences sensibles avec les années précédentes.

Alcoolisme	27	*Report*	70
Dysménorrhée	2	Syphilis	5
Ménopause	8	Influenza	1
Parturition	10	Méningite cérébro spinale	1
Sénilité	14	Tuberculose	1
Érysipèle	1	Traumatisme crânien	1
Fièvre typhoïde	4	Opératon chirurgicale	1
Fièvre cérébrale	4	Céphalées	1
A reporter	70	Total	81

Causes morales :

Chagrins, contrariétés	22
Emotions vives	5
Misères, revers	19
Mysticisme	7
Surmenage intellectuel	1
Total	54

Pays d'origine des aliénées admises pour la première fois dans un asile d'aliénés.

Les malades reçues, à Saint-Yon, en 1896, se classent ainsi par départements ou pays d'origine :

Aisne	1	*Report*	45
Allier	2	Orne	3
Aveyron	1	Haute-Saône	1
Calvados	6	Seine-Inférieure	135
Charente-Inférieure	1	Seine-et-Marne	1
Côtes-du-Nord	5	Somme	4
Eure	16	Vosges	1
Eure-et-Loir	1		
Finistère	2	*Etranger.*	
Ille-et-Vilaine	2		
Manche	3	Alsace	2
Mayenne	1	Belgique	1
Nord	2	Italie	1
Oise	2	Total	194
A reporter	45		

La proportion des malades originaires du département de la Seine-Inférieure est de 69,58 0/0.

Nous avons établi la répartition par arrondissements et par cantons des 135 malades originaires du département. Nous présentons, en regard, la répartition des malades admises, d'après leur domicile, en distinguant celles qui étaient originaires du canton et celles qui étaient venues s'y établir :

ARRONDISSEMENT DE DIEPPE.

	Admissions d'après le lieu de naissance.	Admissions d'après le domicile de secours.		
		Originaires du canton où les malades étaient domiciliées.	Venues dans le canton.	TOTAL.
Canton de Bacqueville	1.	»	»	»
— de Bellencombre	».	»	»	»
— de Dieppe	1.	1	»	1
— d'Envermeu	3.	»	»	»
— d'Eu	1.	1	1	2
— de Longueville	2.	1	»	1
— d'Offranville	1.	1	»	1
— de Tôtes	4.	1	»	1
TOTAL	13.	5	1	6

ARRONDISSEMENT DU HAVRE.

Canton de Bolbec	5.	2	4	6
— de Criquetot-l'Esneval	3.	1	»	1
— de Fécamp	3.	»	»	»
— de Goderville	2.	1	»	1
— du Havre	15.	9	31	40
— de Lillebonne	1.	»	2	2
— de Montivilliers	2.	1	2	3
— de St-Romain-de-Colbosc	4.	2	»	2
TOTAL	35.	16	39	55

ARRONDISSEMENT DE NEUFCHATEL.

Canton d'Argueil	».	»	1	1
— d'Aumale	».	»	1	1
— de Blangy	4.	1	»	1
— de Forges	2.	1	2	3
— de Gournay	1.	1	1	2
— de Londinières	2.	1	1	2
— de Neufchâtel	3.	»	3	3
— de Saint-Saëns	1.	1	»	1
TOTAL	13.	5	9	14

ARRONDISSEMENT DE ROUEN.

	Admissions d'après le lieu de naissance.	Admissions d'après le domicile de secours.		
		Originaires du canton où les malades étaient domiciliées.	Venues dans le canton.	TOTAL
Canton de Boos...............	».	»	»	»
— de Buchy..............	2.	»	»	»
— de Clères..............	1.	1	»	1
— de Darnétal............	6.	4	»	4
— de Duclair.............	».	»	»	»
— d'Elbeuf..............	17.	15	10	25
— de Grand-Couronne.......	2.	1	5	6
— de Maromme	7.	4	6	10
— de Pavilly.............	2.	»	2	2
— de Rouen..............	14.	11	40	51
— de Sotteville-lès-Rouen....	».	»	4	4
TOTAL......	51.	36	67	103

ARRONDISSEMENT D'YVETOT.

Canton de Cany................	2.	»	»	»
— de Caudebec-en-Caux	4.	1	»	1
— de Doudeville	3.	1	1	2
— de Fauville.............	2.	1	»	1
— de Fontaine-le-Dun	2.	»	1	1
— d'Ourville.............	1.	»	»	»
— de Saint-Valery-en-Caux ..	2.	1	»	1
— de Valmont.............	3.	1	»	1
— d'Yerville.............	2.	»	»	»
— d'Yvetot	2.	1	1	2
TOTAL	23.	6	3	9

RÉCAPITULATION.

Arrondissement de Dieppe........	13.	5	1	6
— du Havre	35.	16	39	55
— de Neufchâtel	13.	5	9	14
— de Rouen	51.	36	67	103
— d'Yvetot	23.	6	3	9
TOTAL.....	135.	68	119	187
Pour ordre : domiciliées dans un autre département...........				7
Ensemble				194

Ces relevés montrent le mouvement qui s'opère dans la population, l'émigration des cantons ruraux, l'immigration dans les villes ou régions industrielles.

Réintégrées par suite de rechute ou sorties avant guérison.

Il s'agit ici des malades qui, sorties guéries ou retirées par leur famille ont dû, par suite de rechute ou d'aggravation dans les symptômes, être ramenées à l'asile,

Ces malades se répartissent ainsi :

NATURE DES AFFECTIONS	1re Réintégration	2me Réintégration	3me Réintégration	4me Réintégration	5me Réintégration	6me Réintégration	8me Réintégration	TOTAUX
Manie	11	4	1	»	»	»	»	16
Mélancolie	13	1	»	»	»	»	»	14
Folie périodique	2	2	2	2	»	»	1	9
Folie systématisée	7	3	»	»	»	»	»	10
Démence vésanique	1	1	1	»	»	»	»	3
Démence sénile et organique	»	»	»	»	»	»	»	»
Folie paralytique	»	»	»	»	»	»	»	»
Folie névrosique { Hypochondrie	1	»	»	»	»	»	»	1
Folie névrosique { Hystérie	3	3	»	»	»	»	»	6
Folie névrosique { Epilepsie	2	»	»	»	»	»	»	2
Folie toxique (alcoolique)	»	»	»	»	»	»	»	»
Folie morale	»	»	»	»	»	»	»	»
Idiotie et imbécillité	»	1	»	»	»	»	»	1
Totaux	40	15	4	2	»	»	1	62

Les réintégrations ont eu lieu dans les mois suivants :

NATURE DES AFFECTIONS	Janvier	Février	Mars	Avril	Mai	Juin	Juillet	Août	Septembre	Octobre	Novembre	Décembre	TOTAUX
Manie	2	3	»	1	3	1	1	1	1	»	1	2	16
Mélancolie	3	»	1	1	1	2	2	»	2	1	»	1	14
Folie périodique	»	»	1	»	»	2	1	2	1	2	»	»	9
Folie systématisée	1	»	»	1	»	1	»	1	3	2	»	1	10
Démence vésanique	1	1	»	»	1	»	»	»	»	»	»	»	3
Démence sénile et organique	»	»	»	»	»	»	»	»	»	»	»	»	»
Folie paralytique	»	»	»	»	»	»	»	»	»	»	»	»	»
Folie névrosique — Hypochondrie	»	»	»	»	»	1	»	»	»	»	»	»	1
Folie névrosique — Hystérie	1	3	1	»	»	»	»	»	»	»	1	»	6
Folie névrosique — Epilepsie	»	»	»	»	»	1	»	1	»	»	»	»	2
Folie toxique (alcoolique)	»	»	»	»	»	»	»	»	»	»	»	»	»
Folie morale	»	»	»	»	»	»	»	»	»	»	»	»	»
Idiotie et imbécillité	»	»	»	»	»	»	»	»	»	1	»	»	1
Totaux	8	7	3	3	5	8	4	5	7	6	2	4	62

Pas plus ici que pour l'ensemble des admissions, on ne peut trouver de relation entre le mouvement des réintégrations et une influence saisonnière. Comme d'habitude, ce sont les vésaniques qui fournissent la majorité des réintégrations.

Le tableau suivant présente l'âge des réintégrées :

AGES	Manie	Mélancolie	Folie périodique	Folie systématisée	Démence vésanique	Folie névrosique Hypochondrie	Folie névrosique Hystérie	Folie névrosique Epilepsie	Folie morale	Idiotie et imbécillité	TOTAUX
Moins de 15 ans	»	»	»	»	»	»	»	»	»	»	»
De 15 à 20 ans	1	»	»	»	»	»	1	»	»	»	2
De 20 à 25 ans	1	»	1	»	»	»	1	»	»	»	3
De 25 à 30 ans	2	1	»	»	»	»	1	1	»	»	5
De 30 à 35 ans	»	»	»	»	»	»	»	1	»	»	1
De 35 à 40 ans	4	4	1	3	»	»	1	»	»	»	13
De 40 à 45 ans	1	2	1	1	1	»	1	»	»	»	7
De 45 à 50 ans	2	4	2	2	»	:	1	»	»	1	12
De 50 à 55 ans	»	2	2	1	1	1	»	»	»	»	7
De 55 à 60 ans	1	1	2	1	»	»	»	»	»	»	5
De 60 à 65 ans	1	»	»	»	»	»	»	»	»	»	1
De 65 à 70 ans	3	»	»	2	1	»	»	»	»	»	6
De 70 à 75 ans	»	»	»	»	»	»	»	»	»	»	»
Au-dessus de 75 ans	»	»	»	»	»	»	»	»	»	»	»
Totaux	16	14	9	10	3	1	6	2	»	1	62

Admises par transfèrement d'un autre asile.

Nous n'insistons jamais sur cette dernière catégorie qui offre peu d'intérêt au point de vue médical, puisqu'il s'agit d'une mesure d'ordre administratif. Ces maladies figurent déjà dans la statistique d'un autre établissement et on ne peut pas les comprendre dans la statistique générale de la France sans faire de double emploi.

Deux malades ont été transférées des Asiles de la Seine. L'une était atteinte de mélancolie, l'autre d'imbécillité.

Deux autres ont été transférées de l'Asile de Clermont (Oise). Elles étaient également atteintes l'une de mélancolie, l'autre d'imbécillité.

La cinquième malade transférée venait de l'Asile de Saint-Dizier et était atteinte de folie systématisée.

SORTIES

Le tableau suivant indique le mouvement des sorties par guérison, amélioration ou transfert suivant les mois. C'est toujours la mélancolie qui représente le chiffre le plus élevé. Le grand nombre des sorties par amélioration est dû à ce fait que, dans la règle, les malades sortent d'abord à l'essai pendant un mois, et que, ce mois écoulé, les familles les conservent le plus souvent. Bien des sorties accordées sur la demande des familles sont prématurées, et nous en avons eu la preuve dans le suicide d'une malade peu de jours après sa sortie que la famille avait exigée, sans tenir compte des conseils qui lui étaient donnés.

	Janvier	Février	Mars	Avril	Mai	Juin	Juillet	Août	Septembre	Octobre	Novembre	Décembre	TOTAUX
Sorties par guérison													
Manie.	1	1	2	2	»	1	1	»	1	1	»	1	11
Mélancolie.	1	4	1	3	5	4	2	»	3	2	2	2	29
Folie systématisée	»	»	»	»	»	»	1	»	»	»	»	»	1
Folie toxique	»	»	»	»	»	1	»	1	»	»	»	1	3
Totaux	2	5	3	5	5	6	4	1	4	3	2	4	44
Sorties par amélioration													
Manie.	2	»	»	»	»	2	1	»	1	1	1	»	8
Mélancolie	1	2	3	»	»	2	1	3	»	»	»	1	13
Folie systématisée	1	»	1	1	»	1	1	»	3	»	»	1	9
Folie toxique	»	»	»	»	»	»	»	»	»	»	»	1	1
Folie névrosique { Hystérie . . .	»	1	2	1	1	»	1	1	»	2	»	»	9
{ hypochondrie.	»	»	»	»	»	»	»	»	»	»	»	1	1
Folie périodique	»	2	1	»	»	»	»	»	2	2	»	1	8
Folie morale.	»	»	»	»	»	»	»	»	1	»	»	»	1
Totaux	4	5	7	2	1	5	4	4	7	5	1	5	50
Sorties par transfèrement													
Manie	»	»	»	»	»	»	»	»	»	1	»	»	1
Mélancolie.	»	»	»	»	»	»	1	»	»	»	»	»	1
Folie systématisée	»	»	»	»	»	»	»	»	»	1	»	»	1
Paralysie générale.	»	»	»	»	»	»	»	»	»	»	»	1	1
Epilepsie	»	»	»	»	»	1	»	»	»	»	»	»	1
Totaux	»	»	»	»	»	1	1	»	»	2	»	1	5
Sorties dans le même état.													
Mélancolie	»	1	»	»	1	»	»	1	»	1	»	1	5
Folie systématisée	»	»	»	1	»	»	1	1	»	»	»	3
Folie périodique	1	»	»	»	»	»	»	»	1	»	»	»	2
Démence	»	»	3	»	»	»	»	»	1	»	»	»	4
Paralysie générale.	»	»	»	1	»	»	»	»	»	»	»	»	1
Hypochondrie	»	»	»	»	»	»	»	»	»	»	»	»	»
Epilepsie	»	»	»	»	2	»	1	»	1	»	»	1	5
Imbécillité.	»	»	»	»	»	»	»	1	1	»	»	1	3
Totaux	1	1	3	1	4	»	1	3	5	1	»	3	23
Total général . . .	7	11	13	8	10	12	10	8	16	11	3	13	122

Les deux tableaux suivants expriment la durée de séjour à l'Asile et l'âge des malades guéries et améliorées ; les chiffres qui y sont contenus ne s'écartent pas des données habituelles et ne prêtent à aucune considération spéciale.

DURÉE DU SÉJOUR A L'ASILE	GUÉRISONS						AMÉLIORATIONS									TOTAL GÉNÉRAL
	Manie	Mélancolie	Folie systématisée	Folie toxique	Folie paralytique	TOTAL	Manie	Mélancolie	Folie systématisée	Folie toxique	Folie névrosique	Folie périodique	Folie paralytique	Folie morale	TOTAL	
Moins de 1 mois	3	4	»	1	»	8	»	1	1	»	1	»	»	»	3	11
De 1 à 2 mois	»	2	»	1	»	3	1	1	»	»	»	1	»	»	3	6
De 2 à 3 mois	1	5	»	1	»	7	1	»	1	»	2	2	»	»	6	13
De 3 à 4 mois	»	2	»	»	»	2	»	»	1	»	1	2	»	»	4	6
De 4 à 5 mois	1	1	»	»	»	2	»	2	1	»	1	1	»	»	5	7
De 5 à 6 mois	1	2	»	»	»	3	»	2	2	»	1	»	»	»	5	8
De 6 à 7 mois	»	»	»	»	»	»	1	2	»	»	1	1	»	»	5	5
De 7 à 8 mois	1	1	»	»	»	2	»	»	1	»	»	»	»	»	1	3
De 8 à 9 mois	»	1	»	»	»	1	1	»	»	»	»	»	»	»	1	2
De 9 mois à 1 an	3	2	»	»	»	5	1	1	»	1	1	1	»	»	5	10
De 1 an à 18 mois	1	3	»	»	»	4	2	1	1	»	»	»	»	1	5	9
De 18 mois à 2 ans	»	»	»	»	»	»	»	1	»	»	»	»	»	»	1	1
De 2 à 3 ans	»	2	1	»	»	3	1	»	»	»	»	»	»	»	1	4
De 3 à 4 ans	»	1	»	»	»	1	»	1	1	»	1	»	»	»	3	4
De 5 à 6 ans	»	2	»	»	»	2	»	1	»	»	»	»	»	»	1	3
De 7 à 8 ans	»	1	»	»	»	1	»	»	»	»	1	»	»	»	1	2
Totaux	11	29	1	3	»	44	8	13	9	1	10	8	»	1	50	94

AGES	GUÉRISONS						AMÉLIORATIONS									TOTAL GÉNÉRAL
	Manie	Mélancolie	Folie systématisée	Folie névrosique (hystérie)	Folie toxique	TOTAL	Manie	Mélancolie	Folie systématisée	Folie toxique	Folie névrosique	Folie périodique	Folie paralytique	Folie morale	TOTAL	
Moins de 15 ans . .	»	»	»	»	»	»	»	»	»	»	1	»	»	»	1	1
De 15 à 20 ans . . .	1	2	»	»	»	3	»	»	1	»	»	»	»	»	1	4
De 20 à 25 ans. . .	2	1	»	»	»	3	1	1	»	»	3	»	»	»	5	8
De 25 à 30 ans. . .	2	2	»	»	1	4	2	»	»	1	»	»	»	»	3	7
De 30 à 35 ans. . .	1	5	»	»	2	8	»	4	1	»	2	»	»	1	8	16
De 35 à 40 ans. . .	1	5	»	»	»	6	2	»	1	»	2	»	»	»	5	11
De 40 à 45 ans. . .	1	2	1	»	1	5	1	1	»	»	1	4	»	»	7	12
De 45 à 50 ans. . .	1	1	»	»	»	2	1	4	1	»	1	1	»	»	8	10
De 50 à 55 ans. . .	»	6	»	»	»	6	»	2	1	»	»	»	»	»	3	9
De 55 à 60 ans. . .	1	1	»	»	»	2	1	1	2	»	»	3	»	»	7	9
De 60 à 65 ans. . .	»	3	»	»	»	3	»	»	1	»	»	»	»	»	1	4
De 65 à 70 ans. . .	1	1	»	»	»	2	»	»	1	»	»	»	»	»	1	3
De 70 à 75 ans. . .	»	»	»	»	»	»	»	»	»	»	»	»	»	»	»	»
Totaux. . .	11	29	1	»	3	44	8	13	9	1	10	8	»	1	50	94

Assistance aux aliénées sortant de l'asile.

Nous avons rendu compte, l'année dernière, de l'assistance fournie par la caisse de secours, fondée en 1893, en attendant l'organisation d'une Société de patronage.

En 1896, 23 femmes sortant de Saint-Yon ont été assistées. 11 ont reçu simultanément un secours en argent et des objets de vêture (secours en nature) ; 10 se trouvant convenablement habillées, ont reçu un secours en argent ; deux ont reçu simplement un secours en nature (vêtements).

La somme distribuée en argent s'est élevée à 435 fr. 106 objets de vêture (linge et habillements) ont été donnés.

Tous ces secours sont indépendants du pécule de sortie.

L'actif de la caisse de secours commune aux deux asiles de Quatre-Mares et Saint-Yon était, au 31 décembre 1896, constitué de la manière suivante :

Livret de Caisse d'épargne. . . . . 5.620 fr. 54
Espèces en caisse. . . . . 290 fr. 90

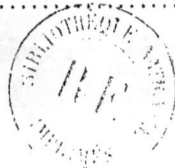

2

DÉCES

Le nombre des décès a été de 114, ce qui fait une proportion de 8,2 sur la population traitée (1,389), et de 9,9 sur la population moyenne (1,151).

Les chiffres les plus élevés se rencontrent dans les mêmes affections générales que les années précédentes ; mais nous ferons remarquer le nombre minime de décès par maladies infectieuses aiguës. La cachexie et l'entérite viennent au premier rang. La première a été surtout fréquente chez les démentes séniles, parfois amenées à l'asile dans un état de déchéance physique très avancé. L'entérite a présenté les formes les plus diverses : à côté des cas où l'autopsie ne fait reconnaître que des lésions peu marquées, nous avons rencontré la tuberculose intestinale, la psorenterie, la colite ulcéreuse chronique. La paralysie générale vient en troisième ligne et ne présente pas d'importante différence avec les dernières années.

La tuberculose joue, comme toujours, un rôle important dans la léthalité ; tous les cas appartenaient à la tuberculose chronique. Les autres affections pulmonaires représentent un chiffre assez bas ; mais la pneumonie et la broncho-pneumonie ont existé à la période terminale dans un grand nombre de cas où nous n'avons enregistré, dans les tableaux ci-joints, que l'affection cause de la mort, et où on ne peut voir dans la broncho-pneumonie qu'une complication ultime. Nous ne ferons que rappeler les délires aigus, si étrangement nombreux, que nous avons analysé plus haut. (Voir maladies incidentes). Dans deux des cas de cancer, l'autopsie seule permit le diagnostic exact chez des malades dont la cachexie fut rapide et dont l'examen physique était resté pour ainsi dire négatif ; dans un cas, nous trouvâmes un cancer du foie, consécutif à un cancer de l'intestin. Dans l'autre, une carcinose généralisée aiguë (foie, capsules surrénales, reins, poumons, pancréas, méninges, cerveau), dont le foyer originel n'était pas déterminable macroscopiquement. L'utérus et l'estomac étaient indemnes.

La malade morte de kyste de l'ovaire était entrée dans un état de démence avancée ; son âge, son état général ne permettait pas d'intervenir utilement. Une maniaque chronique présenta une hernie crurale étranglée, la kélotomie fut pratiquée par M. le docteur Cerné, mais la malade, dans un mauvais état général au moment de l'opération, d'un âge avancé, et d'une agitation qui ne permettait de la soigner qu'avec les plus grandes difficultés, ne survécut que peu de temps. Nous devons enregistrer ici la mort accidentelle, par brûlure, d'une paralytique générale qui vint se jeter dans un brasier, elle fut aussitôt secourue, mais les brûlures superficielles étaient très étendues et la malade mourut au bout d'une journée.

CAUSES DES DÉCÈS	Janvier	Février	Mars	Avril	Mai	Juin	Juillet	Août	Septembre	Octobre	Novembre	Décembre	TOTAUX
Ramollissement cérébral	»	»	»	1	1	»	»	»	»	»	1	3	6
Gangrène sénile.	»	»	»	1	»	»	»	»	»	»	»	»	1
Congestion cérébrale	»	»	»	»	»	1	»	1	»	»	»	»	2
Hémorrhagie cérébrale	»	»	»	»	»	»	»	1	»	»	»	1	2
Tumeur cérébrale.	»	»	»	»	»	1	1	»	»	»	»	»	2
Paralysie générale	1	»	1	1	»	»	2	»	2	3	1	2	13
Attaques d'épilepsie.	1	»	»	»	»	»	»	»	»	2	»	»	3
Polynévrite alcoolique	»	»	»	»	»	»	»	»	1	»	»	»	1
Syncope.	»	»	»	1	»	1	»	»	1	»	»	»	3
Affection organique du cœur . . .	1	»	»	1	»	2	3	»	»	»	»	»	7
Congestion pulmonaire	2	»	»	»	»	1	»	»	1	»	»	»	5
Broncho-pneumonie	»	»	»	»	»	»	»	1	»	»	»	»	1
Pneumonie.	»	»	»	»	1	1	»	1	»	»	»	»	3
Entérite.	1	1	»	»	3	1	2	4	»	2	1	»	15
Anthrax.	»	»	»	»	»	»	»	»	»	»	1	»	1
Cancer	»	»	»	»	3	1	1	»	»	»	1	»	6
Abcès par congestion	»	»	»	»	1	»	»	»	»	»	»	»	1
Tuberculose.	»	2	2	1	2	»	»	1	1	1	1	1	12
Hernie étranglée	»	1	»	»	»	»	»	»	»	»	»	»	1
Kyste de l'ovaire	»	»	»	»	»	»	»	»	»	»	»	1	1
Fièvre typhoïde.	»	1	»	»	»	»	»	1	»	»	»	»	2
Erysipèle	»	»	»	»	»	»	»	»	»	»	1	»	1
Délire aigu	»	1	1	1	2	»	2	»	»	»	1	»	8
Cachexie	4	2	1	1	»	2	2	1	»	»	1	1	15
Pleurésie	»	»	»	1	»	»	»	»	»	»	»	»	1
Brûlure.	»	»	»	»	»	»	1	»	»	»	»	»	1
Totaux.	10	8	5	9	14	11	14	11	6	8	9	9	114

Au sujet de la durée du séjour des malades à l'Asile, nous ne pouvons qu'indiquer, une fois encore, la prédominance des décès des démentes à propos desquelles nous avons déjà formulé notre opinion.

DURÉE du séjour à l'asile des malades décédées	Manie	Mélancolie	Folie périodique	Folie systématisée	Démence vésanique	Démence sénile et organique	Folie paralytique	Folie névrosique			Idiotie et imbécillité	Délire aigu	Polynevrite alcoolique	TOTAUX
								Hypochondrie	Hystérie	Epilepsie				
Moins d'un an.	4	8	»	2	3	12	7	»	»	1	1	8	1	47
Un an à 2 ans.	»	»	»	2	»	8	1	»	»	»	»	»	»	11
2 ans à 3 ans.	»	1	»	2	2	»	1	»	»	»	»	»	»	6
3 ans à 4 ans.	1	»	»	»	»	»	3	»	»	»	1	»	»	5
4 ans à 5 ans.	»	»	»	»	»	1	2	»	»	2	»	»	»	5
5 ans à 6 ans.	»	»	»	2	»	»	»	»	»	»	»	»	»	2
6 ans à 7 ans.	»	1	»	1	»	1	1	»	»	1	»	»	»	5
7 ans à 8 ans.	»	1	»	»	»	»	»	»	»	»	»	»	»	1
8 ans à 9 ans.	»	1	»	»	»	»	»	»	»	»	»	»	»	1
10 ans.	»	»	»	2	»	»	»	»	»	»	»	»	»	2
11 ans.	»	1	»	2	»	»	»	»	»	1	»	»	»	4
12 ans.	»	1	»	»	»	»	»	»	»	»	1	»	»	2
13 ans.	»	1	»	»	»	»	»	»	»	1	1	»	»	3
15 ans.	»	2	»	»	»	»	»	»	»	»	»	»	»	2
17 ans.	1	»	»	»	»	»	»	»	»	»	»	»	»	1
18 ans.	»	2	»	»	»	»	»	»	»	»	»	»	»	2
19 ans.	»	1	»	»	»	»	»	»	»	»	»	»	»	1
22 ans.	»	»	»	»	»	»	»	»	»	»	1	»	»	1
24 ans.	»	1	»	»	»	»	»	»	»	»	»	»	»	1
26 ans.	»	»	»	1	»	»	»	»	»	»	»	»	»	1
27 ans.	»	»	»	»	»	»	»	»	1	»	»	»	»	1
30 ans.	»	1	»	»	»	»	»	»	»	1	»	»	»	2
33 ans.	1	»	»	»	»	»	»	»	»	»	»	»	»	1
35 ans.	»	2	»	»	»	»	»	»	»	»	»	»	»	2
36 ans.	»	»	»	1	»	»	»	»	»	»	»	»	»	1
39 ans.	1	»	»	»	»	»	»	»	»	»	»	»	»	1
40 ans.	»	»	»	»	»	»	»	»	»	»	1	»	»	1
43 ans.	»	»	»	1	»	»	»	»	»	»	»	»	»	1
53 ans.	»	1	»	»	»	»	»	»	»	»	»	»	»	1
Totaux.	8	25	»	16	5	22	15	»	1	7	6	8	1	114

Les tableaux suivants indiquent l'âge des malades décédées suivant l'affection mentale et suivant la maladie cause de la mort. Ils sont suivis d'un tableau indiquant la cause des décès dans chaque affection mentale en particulier.

CAUSES DES DÉCÈS.	Au-dessous de 15 ans	De 15 à 20 ans	De 20 à 25 ans	De 25 à 30 ans	De 30 à 35 ans	De 35 à 40 ans	De 40 à 45 ans	De 45 à 50 ans	De 50 à 55 ans	De 55 à 60 ans	De 60 à 65 ans	De 65 à 70 ans	De 70 à 75 ans	De 75 à 80 ans	De 80 à 85 ans	De 85 à 90 ans	De 90 à 95 ans	TOTAUX.
Ramollissement cérébral . . .	»	»	»	»	»	»	1	»	2	»	1	»	1	»	1	»	»	6
Gangrène sénile . .	»	»	»	»	»	»	»	»	»	»	»	»	»	»	»	»	1	1
Congestion cérébrale	»	»	»	»	»	»	»	»	1	»	»	1	»	»	»	»	»	2
Hémorrhagie cérébrale. . . .	»	»	»	»	»	»	»	»	1	»	1	»	»	»	»	»	»	2
Tumeur cérébrale. .	»	»	1	»	»	»	1	»	»	»	»	»	»	»	»	»	»	2
Paralysie générale .	»	»	»	»	3	1	3	2	2	1	1	»	»	»	»	»	»	13
Attaques d'épilepsie.	1	»	»	»	1	1	»	»	»	»	»	»	»	»	»	»	»	3
Polynévrite alcoolique. . . .	»	»	»	»	»	»	»	1	»	»	»	»	»	»	»	»	»	1
Syncope.	»	»	»	»	»	»	1	1	»	»	»	»	»	»	1	»	»	3
Affection organique du cœur .	»	»	»	»	»	»	1	1	1	1	1	1	1	»	»	»	»	7
Congestion pulmonaire. . . .	»	»	»	»	»	1	»	1	2	»	»	1	»	»	»	»	»	5
Broncho-pneumonie.	»	»	»	»	»	»	1	»	»	»	»	»	»	»	»	»	»	1
Pneumonie	»	»	»	»	1	»	»	1	1	»	»	»	»	»	»	»	»	3
Entérite.	»	»	»	»	1	»	1	4	1	2	1	1	3	1	»	»	»	15
Anthrax.	»	»	»	»	»	»	»	»	»	1	»	»	»	»	»	»	»	1
Cancer	»	»	»	»	»	»	»	»	1	2	2	»	1	»	»	»	»	6
Abcès par congestion	»	»	»	»	»	»	»	1	»	»	»	»	»	»	»	»	»	1
Tuberculose. . . .	1	»	»	»	1	2	1	1	2	2	1	»	»	1	»	»	»	12
Hernie étranglée . .	»	»	»	»	»	»	»	»	»	»	»	»	»	1	»	»	»	1
Kyste de l'ovaire . .	»	»	»	»	»	»	»	»	»	»	»	1	»	»	»	»	»	1
Fièvre typhoïde. . .	»	»	»	»	1	1	»	»	»	»	»	»	»	»	»	»	»	2
Erysipèle.	»	»	»	»	»	»	»	»	»	»	»	»	»	1	»	»	»	1
Délire aigu	»	»	1	2	1	1	»	2	1	»	»	»	»	»	»	»	»	8
Cachexie	»	»	»	»	»	2	»	3	1	1	1	2	1	2	»	2	1	15
Pleurésie	»	»	»	»	»	1	»	»	»	»	»	»	»	»	»	»	»	1
Brûlure.	»	»	»	»	1	»	»	»	»	»	»	»	»	»	»	»	»	1
TOTAUX. . . .	2	»	2	2	10	11	9	19	15	9	11	6	9	3	4	1	1	114

AGE DES DÉCÉDÉS.	Manie.	Mélancolie.	Folie systématisée.	Démence vésanique.	Démence sénile et organique.	Folie paralytique.	Folie névrosique		Idiotie et imbécillité.	Folie toxique.	TOTAUX.
							Hystérie.	Épilepsie.			
Au-dessous de 15 ans. . . .	»	»	»	»	»	»	»	1	1	»	2
De 15 à 20 ans.	»	»	»	»	»	»	»	»	1	»	1
De 20 à 25 ans.	2	»	»	»	»	»	»	»	»	»	2
De 25 à 30 ans.	2	»	»	»	»	»	»	1	»	»	3
De 30 à 35 ans.	2	»	»	»	»	4	»	1	2	»	9
De 35 à 40 ans.	»	1	2	»	»	3	»	3	»	»	9
De 40 à 45 ans.	»	2	2	»	1	4	»	»	»	1	10
De 45 à 50 ans.	3	5	3	4	»	2	»	1	2	»	20
De 50 à 55 ans.	3	5	1	1	1	1	»	»	»	»	12
De 55 à 60 ans.	»	4	5	»	2	1	1	»	»	»	13
De 60 à 65 ans.	»	3	2	»	3	1	»	»	»	»	9
De 65 à 70 ans.	»	2	1	»	3	»	»	»	»	»	6
De 70 à 75 ans.	1	»	»	»	8	»	»	»	»	»	9
De 75 à 80 ans.	»	2	»	»	2	»	»	»	»	»	4
De 80 à 85 ans.	»	2	»	»	1	»	»	»	»	»	3
De 85 à 90 ans.	1	»	»	»	1	»	»	»	»	»	2
De 90 à 95 ans.	»	»	»	»	»	»	»	»	»	»	»
TOTAUX	14	26	16	5	22	16	1	7	6	1	114

CAUSE DES DÉCÈS.	Manie	Mélancolie	Folie systématisée	Démence vésanique	Démence sénile et organique	Folie paralytique	Folie névrosique		Idiotie et Imbécillité	Folie toxique	TOTAUX
							Hystérie	Epilepsie			
Ramollissement cérébral . . .	»	2	»	»	3	»	1	»	»	»	6
Congestion cérébrale	»	1	»	»	1	»	»	»	»	»	2
Hémorrhagie cérébrale	1	1	»	»	»	»	»	»	»	»	2
Paralysie générale	1	»	»	»	»	12	»	»	»	»	13
Attaques d'épilepsie	»	»	»	»	»	»	»	3	»	»	3
Syncope.	»	1	1	»	»	»	»	»	1	»	3
Affection organique du cœur .	»	3	2	»	1	1	»	»	»	»	7
Congestion pulmonaire	1	2	»	1	1	»	»	»	»	»	5
Broncho-pneumonie	»	»	1	»	»	»	»	»	»	»	1
Pneumonie	»	1	»	1	»	»	»	»	1	»	3
Pleurésie	»	»	»	»	»	»	»	1	»	»	1
Entérite	»	5	5	1	3	»	»	1	»	»	15
Cancer.	»	3	2	»	1	»	»	»	»	»	6
Tuberculose pulmonaire et intestinale	3	2	3	1	1	»	»	»	2	»	12
Hernie étranglée	»	»	»	»	1	»	»	»	»	»	1
Fièvre typhoïde.	»	»	»	»	»	»	»	1	1	»	2
Cachexie	1	3	2	1	6	1	»	1	»	»	15
Délire aigu	6	1	»	»	»	1	»	»	»	»	8
Anthrax	»	»	»	»	1	»	»	»	»	»	1
Abcès par congestion	1	»	»	»	»	»	»	»	»	»	1
Gangrène sénile	»	»	»	»	1	»	»	»	»	»	1
Tumeur cérébrale.	»	»	»	»	1	»	»	»	1	»	2
Polynévrite alcoolique	»	»	»	»	»	»	»	»	»	1	1
Kyste de l'ovaire	»	1	»	»	»	»	»	»	»	»	1
Erysipèle	»	»	»	»	1	»	»	»	»	»	1
Brûlure	»	»	»	»	»	1	»	»	»	»	1
Totaux	14	26	16	5	22	16	1	7	6	1	114

Maladies intercurrentes.

Système nerveux.

Maladie de Basedow	2
Névralgie intercostale	1
Zona	2
Ramollissement cérébral	7
Hémorrhagie cérébrale	3
Migraine	2
Paralysie faciale	1
Congestion cérébrale	4
Syphilis cérébrale	3

Appareil des sens spéciaux.

Conjonctivite	10
Otorrhée	3

Appareil circulatoire.

Affection organique du cœur	18
Syncope	4
Epistaxis	1
Phlébite	3
Angine de poitrine	1

Appareil respiratoire.

Bronchite	25
Emphysème	4
Broncho-pneumonie	3
Pneumonie	4
Adénopathie trachéo bronchique	2
Pleurésie	3
Congestion pulmonaire	10
Asthme	3
Tuberculose pulmonaire	17

Appareil digestif.

Gingivite hémorrhagique	3
Stomatite	3
Amygdalite	9
Embarras gastrique	13
Gastro-entérite	4
Entérite	23

Dysenterie	2
Affection hépatique	2
Étranglement herniaire	1
Grenouillette	1
Hernie	5
Muguet	3
Prolapsus du rectum	1
Papillome de la langue	1

Appareil génito-urinaire.

Métrorrhagie	4
Kyste de l'ovaire	1
Fibrome utérin	2
Cancer de l'utérus	2

Appareil locomoteur.

Entorse	3
Arthrite	1
Synovite du genou	2
Fractures	3
Contusion de la hanche	2
Section tendineuse	1
Plaie du pied	2
Hygroma	2

Maladies des tissus.

Erythème noueux	2
Gangrène sénile	1
Gangrène des extrémités	2
Troubles trophiques des membres inférieurs	2
Furoncles	4
Anthrax	2
Abcès	4
Brûlures	3
Psoriasis	2
Lupus	2
Tricophytie de la peau	3
Favus	1
Herpès	3
Syphilis cutanée (gourmes)	4

Eczéma	8	Diabète	5
Ulcère variqueux	3	Rhumatisme	2
Prurigo	2		
Abcès du sein	1	*Maladies infectieuses.*	
		Scarlatine	1
Maladies diathésiques et dyscrasiques.		Fièvre typhoïde	4
Cancer	7	Erysipèle	3

L'inspection de ce tableau atteste une diminution notable des maladies infectieuses sur les deux années précédentes. Aucun cas de grippe caractérisée n'a été constaté : nous ne compterons pas comme tel, un certain nombre de cas caractérisés par quelques troubles digestifs et pulmonaires, sans aucune espèce de gravité et qui n'ont même pas réclamé l'alitement du malade. Comme l'année précédente, nous n'avons eu que quatre cas de fièvre typhoïde ; deux d'entre eux se sont présentés sous une forme absolument irrégulière et n'ont pu être constatés qu'à l'autopsie ; dans un des cas, il s'agissait d'une épileptique chez laquelle la maladie a affecté une marche très rapide ; chez une autre épileptique atteinte de fièvre typhoïde, les attaques paraissent avoir été moins fréquentes pendant le cours de l'affection, d'ailleurs assez bénigne.

A noter, 3 cas d'érysipèle de la face, dont un particulièrement grave chez une sénile maniaque chronique, l'éruption envahit très rapidement la face et prit une marche gangréneuse ; la malade mourut de cachexie avant que les eschares ne se fussent éliminées.

Nous citerons à la suite des maladies infectieuses, 8 cas de délire aigu, chiffre absolument exceptionnel ; ces cas ont revêtu tantôt la forme maniaque, tantôt, mais moins souvent, la forme anxieuse et dépressive avec sitiophobie ; les malades sont mortes dans un délai de trois à huit jours, dans un état d'adynamie profonde avec élévation considérable de la température. L'autopsie faite dans presque tous les cas, n'a permis de constater que la teinte hortensia du cerveau dans plusieurs de ces cas, et, dans un seul, une atrophie du foie avec hémorrhagie intestinale peu abondante. Une autre malade présentait une caverne tuberculeuse ancienne d'un des sommets. Dans les autres cas, l'autopsie fut négative ; chez tous, on peut éliminer avec certitude une fièvre typhoïde latente ou méconnue.

A noter, un cas isolé de scarlatine d'allure bénigne et dont le mode d'entrée n'a pu être décelé, la malade séjournant depuis longtemps à l'Asile.

Les cas de cancer se répartissent ainsi :

1 cancer inopérable ;

2 — de l'utérus ;

1 — du foie ;

1 — carcinose généralisée ;

2 — cancroïdes de la peau ; l'un d'eux fut opéré par M. le professeur Cerné et suivi de guérison.

Nous noterons également une maniaque puerpérale, entrée avec un abcès du sein et qui a guéri rapidement.

Une paralytique atteinte de fibrôme de l'utérus a présenté une thrombose des veines du membre inférieur gauche et a succombé rapidement ; le cas était inopérable.

Nous ferons remarquer le nombre relativement rare des affections pulmonaires en général ; nous noterons, en passant, une pleurésie avec épanchement chez une idiote agitée et qui ne fut diagnostiquée que tardivement. Après la thoracentèse, le liquide se reproduisit rapidement et la malade est morte presque subitement.

Notons en dernier lieu un cas de syncope chez une agitée chronique sans que l'autopsie ait pu faire découvrir, en aucune façon, la cause du décès.

ECOLE DE SAINT-YON

L'école ouverte dans le quartier des enfants, au mois de novembre 1891, a fonctionné régulièrement pendant l'année 1896.

Au 1er janvier, l'école était suivie par 26 enfants.

Dans le cours de l'année, 10 nouvelles malades ont été admises ; 3 malades ont cessé de fréquenter les classes ; il restait par conséquent, au 31 décembre, 33 élèves.

Il existe deux classes tenues chacune par une institutrice appartenant à l'instruction publique. L'une des institutrices remplit les fonctions de directrice de l'école.

Les leçons sont données en mettant sous les yeux des élèves des objets usuels, et un musée scolaire a été constitué. L'enseignement comporte la lecture, l'écriture, le dessin, le calcul et des travaux manuels.

Les malades sont conduites à la gymnastique deux fois par semaine.

Les résultats sont constatés à l'aide de fiches individuelles sur lesquelles sont portées des notes trimestrielles.

Les jeunes malades qui suivent l'école se divisent en trois catégories :

1° Faibles d'esprit épileptiques ;

2° Faibles d'esprit sans épilepsie ;

3° Atteintes de folie morale.

Les 33 élèves présentes au 31 décembre avaient, en grande majorité, profité de l'enseignement. Les notes du dernier trimestre relèvent :

Progrès continu chez 20 malades ;

État stationnaire chez 5 ;

Résultat à peu près nul pour 8.

D'une manière générale, ce qui est obtenu est très encourageant, puisqu'on arrive à relever le niveau moral d'enfants qui seraient restés à l'état de non valeur, auxquels on peut donner une certaine culture intellectuelle, et auxquels on apprend à faire un travail utile.

Saint-Yon, 8 mars 1897.

Le Directeur-Médecin,
    A. GIRAUD.

Les Médecins-Adjoints,
    TRÉNEL.
    HAMEL.

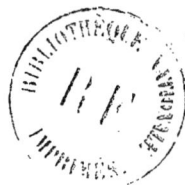

www.ingramcontent.com/pod-product-compliance
Lightning Source LLC
Chambersburg PA
CBHW060525200326

41520CB00017B/5129